JN081815

脳神経科学者がすすめる

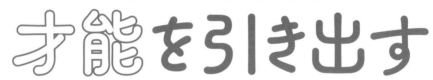

才能を引き出す

PHOTO DRILL TO BRING OUT YOUR TALENT

写真ドリル

監修

脳神経科学者
青砥瑞人

は じ め に

「なんだかストレスが溜まりやすいな……」
「集中力が続かないな……」「いいアイデアが生まれないな……」
最近、こんなふうに感じることはないでしょうか。

多くの人はこうした悩みに対して、ストレスをなくそうとしたり、
創造力や集中力を鍛えるトレーニングをしたりして、なんとか現状を変えようとします。
色々なトレーニングをすると、一時的にパフォーマンスは上がるかもしれません。
しかし、最新の研究では、自分で自分をご機嫌にできる力、いわゆる
「ポジティブな状態を自ら引き出す力」を身につけることで、
冒頭の悩みを一気に解決できる可能性が高くなると言われています。

では、どうしたらそのような力を身につけられるのでしょうか。
ポジティブ（前向き）な想像をすると、それだけでウキウキしたり、ワクワクしたりしますよね。
こうした感情には、脳内で分泌される神経伝達物質が大きく関わっています。
つまり、前向きな情動反応や感情が引き出される経験を積むことで、
神経伝達物質がさらに分泌され、本質的な「ポジティブ思考」になるわけです。

「気分や心の作用なんて曖昧で、どこか非科学的だな」と思う方もいらっしゃるでしょう。
しかし、「非科学的」と思うことこそ、非科学的。
気分や心と脳の関連性は、今や神経科学の世界では常識となっています。

ポジティブな想像をすることで豊かな感情が引き出されると、
ストレスは軽減し、集中力も高まり、さらには想像力が広がるでしょう。
本書では、みなさんの想像力を刺激するきれいな写真を多数用意しました。
写真を見て楽しみながら、ポジティブイマジネーション（前向きに想像する力）を育んでください。

<ruby>青砥<rt>あおと</rt></ruby><ruby>瑞人<rt>みずと</rt></ruby>

本書の効果的な使い方

おすすめの心がけ

まず何より写真を目一杯楽しみましょう。楽しむ力を育む気持ちで一枚一枚の写真と丁寧に向き合ってみてください。

想像力を育む手順

1 写真を見る前に、簡単なクエスチョンを用意しています。みなさんの自由な想像を呼び覚ます問いかけです。答えはありませんので、まずは読んでみましょう。

2 30秒程度目を閉じて、そのクエスチョンに対するイメージを自由に、最大限ふくらませてみてください。ポジティブな感情を引き出すことを意識するとより効果的です。

3 想像し終えたらページをめくり、美しい写真を味わってみましょう。想像したものとの違いを楽しんだり、想像したことと組み合わせたりして、少し大袈裟なくらい「わおっ!」とポジティブな感情を出すことをおすすめします。

4 もう一度目を閉じて、見た写真を脳内でイメージしたり、あなた自身のイマジネーションを創ったりしてみてください。写真がなくても、自分がイメージした映像からポジティブな感情が作れることを味わってほしいと思います。

*「ポジティブな感情を作り出すのが難しい」という方は、クエスチョンを読んで、過去のポジティブな体験やエピソードをできる限り思い出してみてください。

もくじ

01

セロトニン系トレーニング

写真を見るだけで
「心」が落ち着く

INTRODUCTION

精神をリラックスさせる脳内物質である「セロトニン」には、「Slow down（ちょっとゆっくりね）」「Calm down（落ち着いてね）」と、心をなだめる役割があります。私たちがストレスにさいなまれているときにも、やる気が大きくなりすぎて周囲が見えなくなっているときにも、その力を発揮し、心に落ち着きを取り戻してくれるのです。

セロトニンは、朝陽を浴びることで脳内に多く合成されることが知られています。朝陽を心地いいと思うのは、セロトニンによって心が穏やかになっていくためなのです。朝起きたら太陽をたくさん浴びることを心がけたいですね。

さて、この章では、ご自身でポジティブな想像をすることによって、セロトニンの効果を引き出していきましょう。想像力を育むことで、ストレスマネジメントもしやすくなります。

セロトニン系
トレーニング

Q1

時刻は朝の4時半。
あなたは湖畔で朝陽が昇ってくるのを待っています。
すると、だんだん周囲が明るくなってきました。
どんな情景を思い浮かべますか?

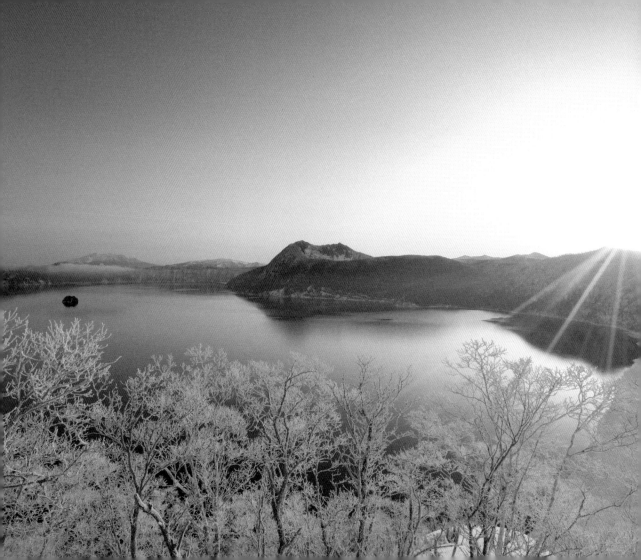

セロトニン系
トレーニング

Q2

あらゆるネガティブな感情から解放されたあなたは、
誰もいない、穏やかな海でプカプカと浮かんでいます。
波や空を、五感を使って味わってみましょう。

Q1のポイント＆アドバイス→

清々しい朝陽の写真を目の前に、あなたの表情は和らいでいることでしょう。
セロトニンの活性化には2000 〜 3000ルクス以上の照度が必要と言われています。
朝陽を浴びることで手軽に、セロトニンの分泌を活発にすることができます。

30秒ほど目を閉じて、クエスチョンに対するイメージを、自由に頭の中で展開してみましょう。イメージするときは、「ワクワクする」「楽しい」といったポジティブな感情を引き出すことを意識してみてください。
想像し終えたらページをめくり、美しい写真を味わいます。このとき、「わおっ！」と、少し大袈裟なくらいポジティブな感情を出すことを意識してみてください。あなたが想像したものとの違いを楽しんだり、自分が想像した映像と組み合わせたりしてみましょう。

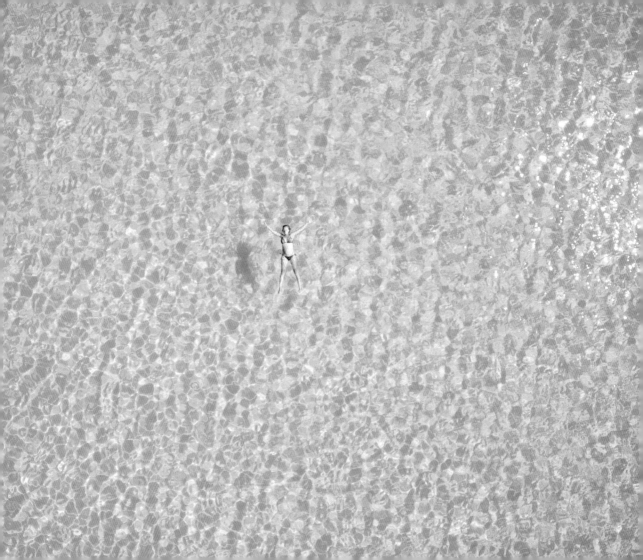

セロトニン系
トレーニング

Q3

あなたは、山の中でゆったりと瞑想をしています。
小さな川や滝のせせらぎ、鳥のさえずり、
風で木の葉が揺れる音が聞こえます。
美味しい空気を胸いっぱいに吸い込む姿を
想像してみましょう。

Q2のポイント →

何にもとらわれず、リラックスできているとき、セロトニンが合成されやすくなります。
気がついたら肩に力が入っていた。そんなときは、まず深呼吸をしてみましょう。

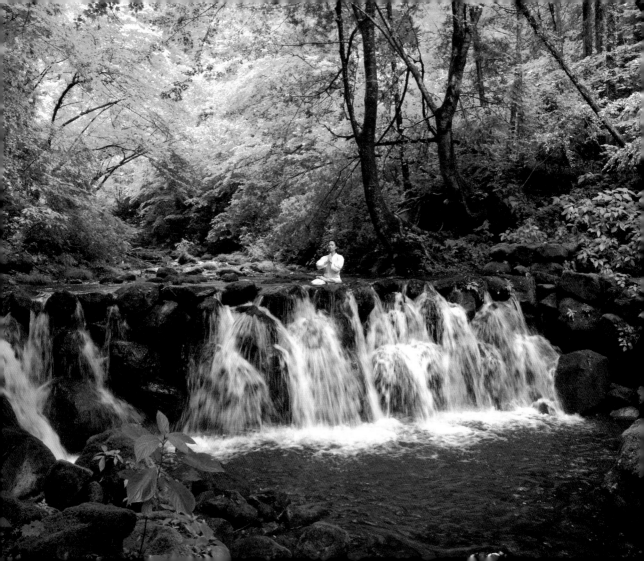

<u>Q4</u>

紅葉が盛りを迎えています。
今日は湖面に映る紅葉を楽しみながらのフィッシング。
何も考えずに湖面に揺れる浮きを見つめたり、
美しい彩りを眺めたりしている姿をイメージしてみましょう。

Q3のポイント➔

心穏やかに、ゆっくりと呼吸のリズムを整えていると、セロトニンが合成されます。と同時に、
交感神経と副交感神経のバランスが整うため、脳は落ち着いていきます。

セロトニン系
トレーニング

Q5

あなたは鳥です。
高い空を飛び回り、気持ちのいい風や温かい陽の光を感じています。
ふと眼下に広がる景色を見渡すと、
「人間は小さな存在だ」と思えてきました。
思わずクスッと笑う自分を想像してみてください。

Q4のポイント→

ストレスにさいなまれているとき、私たちの視野は狭くなりがちです。広がる自然を前に、
何も考えずに過ごすことは、ストレスを手放すきっかけになります。

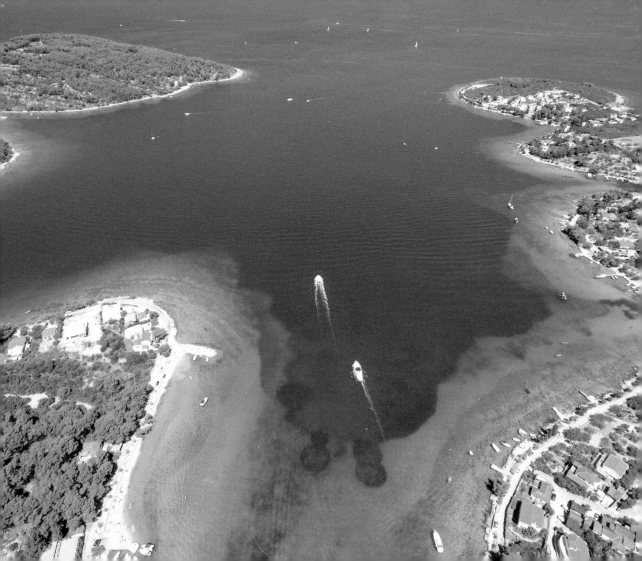

セロトニン系
トレーニング

Q6

夕暮れ時に、湖畔に広がるラベンダー畑に来ました。
癒しの香りの中で、1日の終わりを
穏やかに迎える自分の姿をイメージしましょう。

Q5のポイント ➜

ストレスにとらわれていると、客観視や俯瞰視ができなくなりがちです。
自分という存在を、大きな世界の流れの一部として捉えましょう。
悩み事やストレスが、とても小さなものだと感じられるはずです。

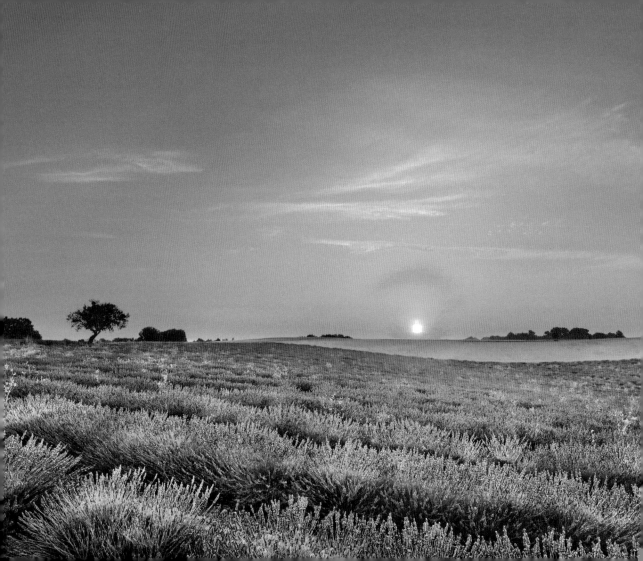

ワークシート

あなたにとって、落ち着く・リフレッシュできる・リラックスできるもの、こと、人、場所を
次のページにできるだけ多く書き出してみましょう。書き終えたら、「身近さ（出会いの頻度）」を1〜5、
その感情を感じた「強さ」を1〜10段階で数値化してみましょう。
数字が大きくなればなるほど、より身近で強いことを表します。

【書き出すときのポイント】

リストを作成する目的は、ポジティブの種（自分がポジティブになれるきっかけ）を
「見える化」「記憶化」し、心を穏やかにしたいときやストレスを手放したいときに役立てるためです。

書き出すときは「作業」として進めずに、脳に強く刻み込むつもりで一つひとつに心を込めてください。
そして脳の中に、それが自分にとってどれくらいポジティブなものなのかを定着させるために
数値化しましょう。このとき、リストの良し悪しや、他人の尺度は関係ありません。
自分の感覚に素直に従います。

表ができたら、脳内で、「ポジティブの種」の存在感は増していることでしょう。
また俯瞰してみると、あなたならではの特徴が見えてくるはずです。その特徴をもとに、
さらなるポジティブの種の探索もしてみてください。

Q6のポイント→

心地よい、深い睡眠を得るにはメラトニンが欠かせません。その材料となるのが、p6でも紹介した
セロトニンです。朝と日中、セロトニンを多く合成できれば、よい睡眠をとることができます。

	リラックスできる もの・こと	身近さ 1 → 5	強さ 1 → 10		リラックスできる もの・こと	身近さ 1 → 5	強さ 1 → 10
1	例：愛犬との時間	5	10	11			
2				12			
3				13			
4				14			
5				15			
6				16			
7				17			
8				18			
9				19			
10				20			

02

ドーパミン系トレーニング

写真を見るだけで
「好奇心」がわいてくる

INTRODUCTION

「休み明けは、なかなかやる気が出ない……」
と思ったことはありませんか？
誰でも一度くらい経験したことがあると思います。
そんな日は、「ドーパミン」が足りないのかもしれません。

やる気には、「ドーパミン」の分泌が大きく貢献しています。
ドーパミンとは、集中力を高めたり、記憶の定着効率を高めたり、
新たな挑戦を後押ししたりする神経伝達物質です。

ドーパミンは、好きなものを食べる、お気に入りの音楽を聞くなどの
「外側からの刺激」で分泌されることが知られています。
しかし、自分の想像力によってワクワクできれば、
自分自身でドーパミンを合成することもできます。

自分の内側からもドーパミンを作れるようになると、
これまで以上にパフォーマンスを発揮できるようになるはずです。
さっそく、トレーニングをしていきましょう。

ドーパミン系
トレーニング

Q1

あなたは、50℃に迫る炎天下の砂漠を4時間も歩き続けています。
水筒の中の水は、とうに干からびています。
そんな中、オアシスらしきものが突如目に飛び込んできました。
オアシスを渇望する自分の姿を想像してみてください。

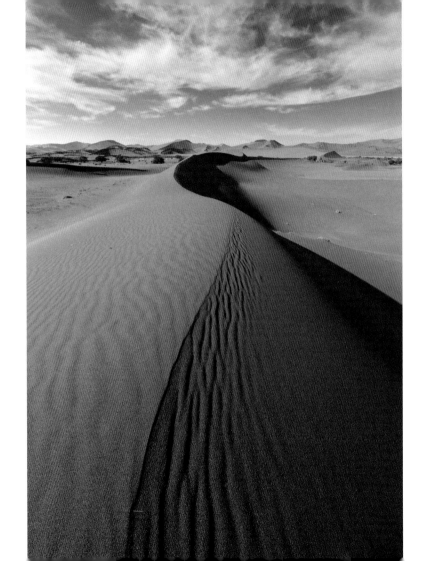

ドーパミン系
トレーニング

Q2

明日は憧れのあの人との
待ちに待ったデートです。
そのワクワクを自由に想像、
いえ、妄想して、もっと膨らませてみてください。

Q1のポイント→

何かを欲する感覚は、ドーパミンの分泌を促します。心から欲する状態を、自分の
内側から意識的に作り出してみましょう。

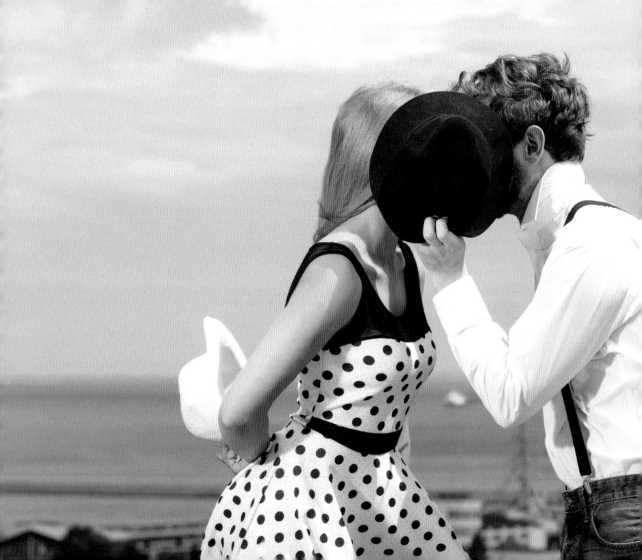

ドーパミン系
トレーニング

Q3

待ちに待った長期休暇、目前!

あと3日で、念願の海外旅行です。

あなたのワクワクは止まりません。

誰と、どこに行き、どんな時間を過ごしますか?

Q2のポイント→

何にもとらわれることのない自由な発想や妄想が、あなたの想像力を高めます。
そして、くり返し行うことで、想像力はますます育まれます。

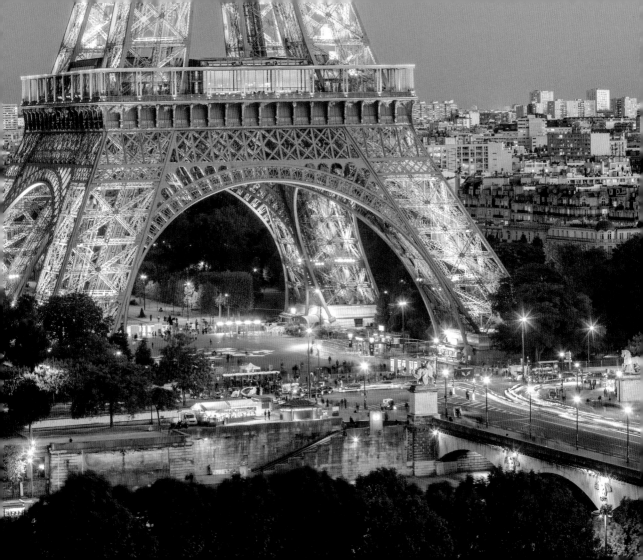

Q4

「この夏こそ、理想の体型になって海に行きたい!」
そう思ったあなたは断食を敢行。
しかし2日目に、激しい空腹に襲われます。
そんなとき、隣の家から
バーベキューのいい匂いがしてきました。
どんな食べ物の、どんな匂いでしょうか?
体に起きる変化も想像してみましょう。

Q3のポイント ➡

楽しい予定やとっておきのイベントを作り、ワクワクする時間を楽しんでください。
モチベーションを生むための引き出しが増えるでしょう。

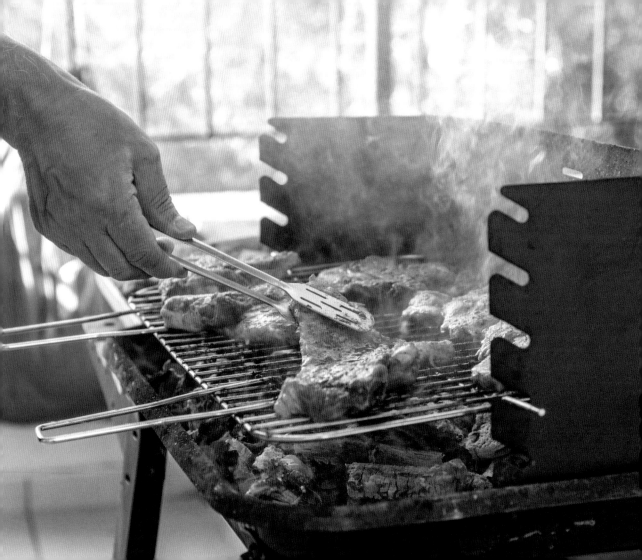

ドーパミン系
トレーニング

Q5

凍てつくような寒さの下、
あなたはテントの中にいます。
ふと外に出ると、空にはオーロラが!
どんな気持ちになると思いますか?

Q4のポイント ➜

よく「ステイハングリー」と言いますね。適度な空腹状態にあると、ドーパミンの分泌が促され、
集中力や記憶力が高まる可能性があります。

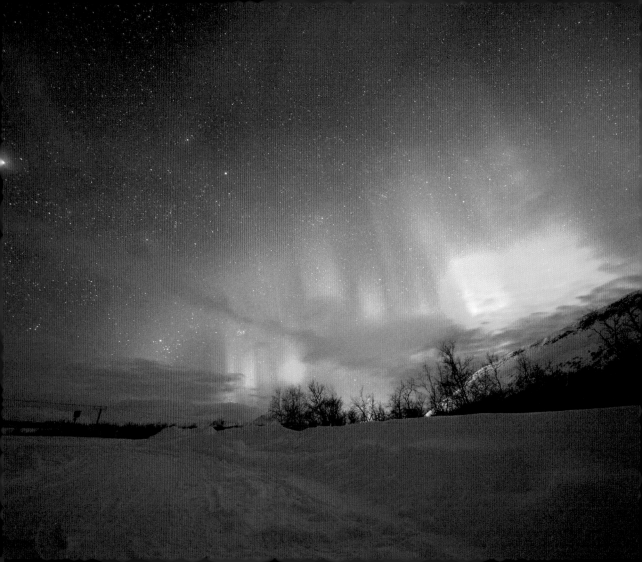

ドーパミン系
トレーニング

Q6

「ああ、眠い」
くたくたなあなたは、ハンモックを見つけました。
ひと眠りすることにしましょう。
どんなハンモックがいいですか?
シチュエーションも含め、自由に思い描いてみましょう。

Q5のポイント→

大きな感動をすると、ドーパミンが放出されます。記憶の定着が促されるため、忘れられない記憶となるでしょう。

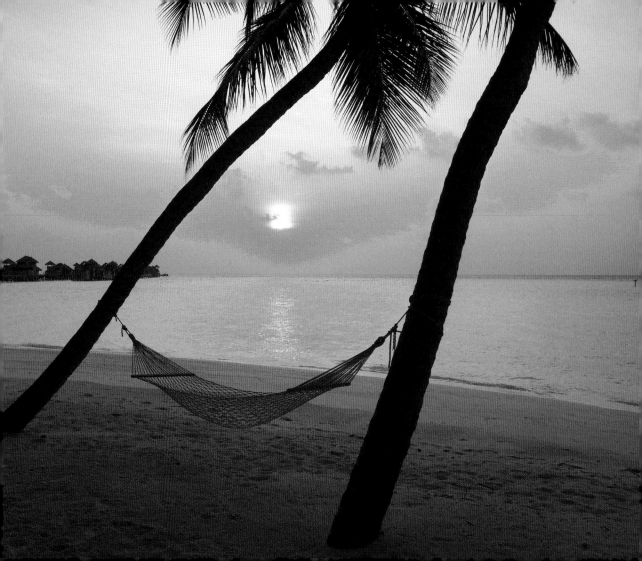

ドーパミン系
トレーニング

Q7

今向き合っている仕事や勉強がうまくいったとき、
あなたは大金を得ます。
そのためにも、もうひと踏ん張り。
大金をイメージし、
ぐっとモチベーションを高める感覚を味わってみましょう。

Q6のポイント→

睡眠欲は、大切な生体反応の一つです。身体が眠りを求めたら、しっかりと眠る。
これが、脳の力を高める土台になります。

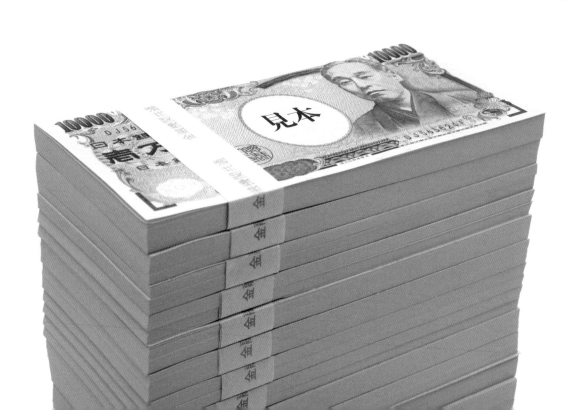

ドーパミン系
トレーニング

Q8

ある国で起きた大災害の映像を見たあなたは、
今、胸を締め付けられる思いでいます。
「少しでも力になりたい」
貯金から寄付をするなど、自分にできることはないかと
想像をめぐらせる姿をイメージしてみましょう。

Q7のポイント →

お金という報酬は、ドーパミンの分泌を強く促す傾向にあります。一方でお金は執着を生みやすいもの。
ときに私たちの心を乱し得る存在であることも心に留めておきましょう。

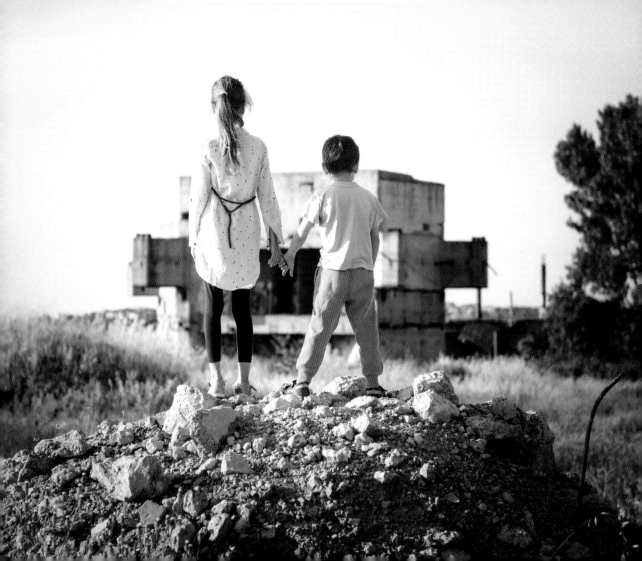

ドーパミン系
トレーニング

Q9

水泳選手のあなたはこれまで、すべての時間を練習に捧げてきました。
明日は、最後の夏の大会。夢にまで見た、決勝の舞台でもあります。
くしくもこの日は、献身的に自分を支えてくれた母親の命日。
「何としても、母のために勝ちたい」
スタート前、静かに思いを高める自分の姿を想像してみましょう。

Q8のポイント➡

誰かの力になりたいという純粋な思いによっても、ドーパミンは引き出されます。その強い意志で、執着しがちなお金を手放すことが
できるのは、人間の素晴らしい力です。これは仏教の喜捨（自ら財や所有物を僧侶や貧者に施す行為）に通じる精神でもあります。

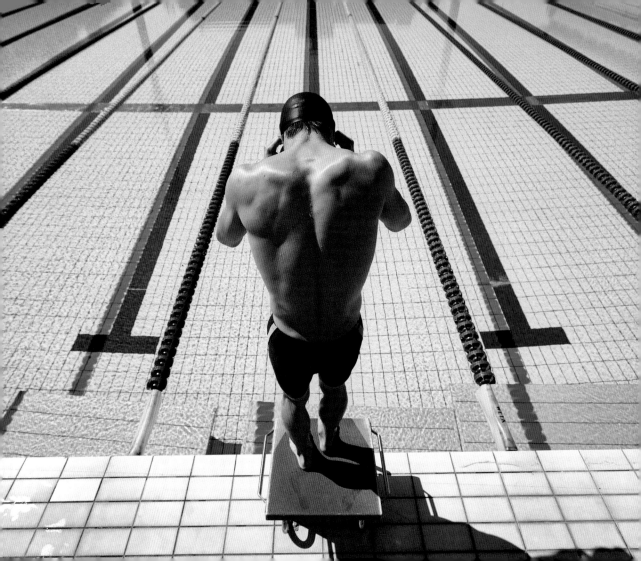

ドーパミン系
トレーニング

Q10

「もっと学びたい!」
「もっともっと成長したい!」
「新しい挑戦がしたい!」
あなたは自分の可能性を広げるため、図書館で貪欲に学んでいます。
いつもと違う特別な環境で、どんなふうに学んでいると思いますか?

Q9のポイント →

勝ちたい、やり遂げたい。こうした渇望にもドーパミンが寄与しています。渇望することで
ドーパミンが出て、自ら高い集中力を引き出すことができるようになります。

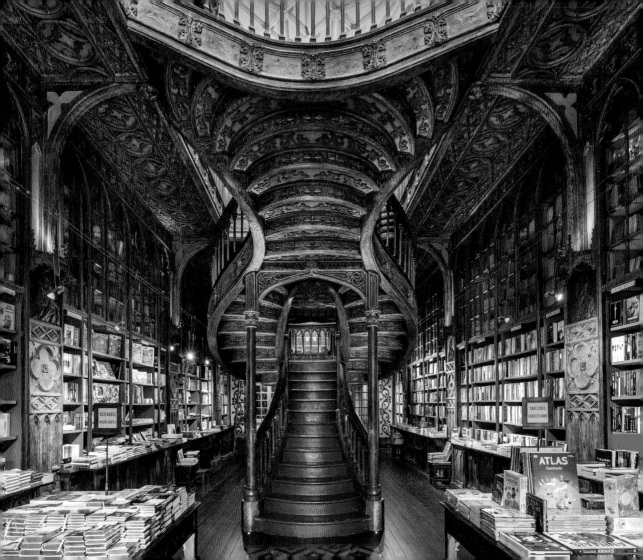

ドーパミン系
トレーニング

Q11

チャレンジャーなあなたは、
急な崖と崖とを結ぶ1本のロープを、
命綱なしで渡ろうとしています。
ドキドキとワクワクが混在する場面を想像してみましょう。

Q10のポイント →

「勝ちたい」「負けたくない」というモチベーションも大切ですが、「成長し続けたい」という動機も、大きな力になります。
「自分は成長できる」「自分で能力は高められるんだ」というマインドセット（グロースマインドセット）を持ちましょう。

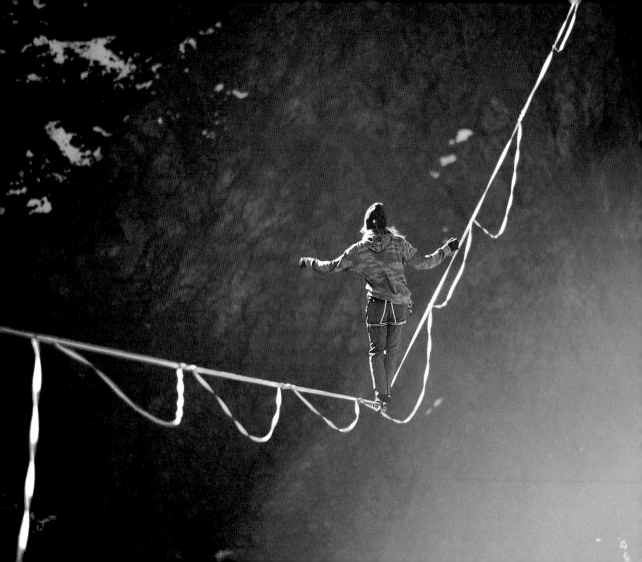

ドーパミン系
トレーニング

Q12

あなたは自分の夢をのせたランタンに火を灯し、
これから空へ、宇宙へと、飛び立たせます。
目を閉じてあなたの夢をしっかりと思い描き、
ランタンを羽ばたかせるまでの情景を
鮮やかに思い浮かべてみましょう。

Q11のポイント→

恐怖や緊張、興奮を感じる状態に置かれると、脳内でノルアドレナリンが分泌されます。ドーパミンに加え、
ノルアドレナリンも分泌されたとき、あなたは高い集中力、認知力、記憶力を発揮することでしょう。

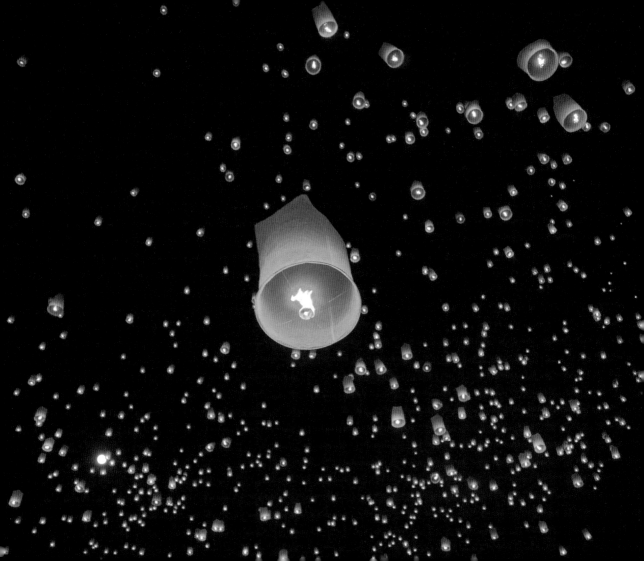

βエンドルフィン系トレーニング

写真を見るだけで
「快楽」を感じる

Q12のポイント➡

夢やヴィジョンは、思い描き続けて、脳に強く刻み込むことが大切です。
あなたの行動を変え、チャンスに出合う確率を高めてくれるはずです。

INTRODUCTION

科学の世界では、笑いがもたらす「治癒力」が盛んに研究されています。
笑うことで病気がよくなった、治った、
というのは心の問題であって、バカらしいと考える人もいます。

しかし、笑っているときには、脳内で
「βエンドルフィン」という神経伝達物質が合成され、
痛みを緩和する効果があらわれることなどがわかってきています。
また、副次的にストレス状態が和らいだり、免疫機構が高まったりもします。
治癒力を引き出すことに貢献し得ると言えるでしょう。

「ランナーズハイ」という言葉を耳にしたことがあると思います。
これは、マラソンやジョギング時に追い込んで、追い込んで、
極限に達すると苦しさや痛みを感じず、
高いパフォーマンスを維持できる状態になること。
この現象にも、βエンドルフィンが寄与していると考えられています。

こうした効果から、βエンドルフィンには
「脳内アヘン」という異名もあります。
"アヘン"ですが、脳で作られるのですから、もちろん合法の化学物質です。

この章では、βエンドルフィンの分泌を促すトレーニングを楽しみましょう。
自分の内側で楽しみを作ることができると、
辛いときや緊張しているとき、大舞台に立つときに、
きっと役立つはずです。

βエンドルフィン系
トレーニング

Q1

徹夜続きのハードワークで、
目も肩も腰も、悲鳴をあげています。
そんなあなたに、特上のご褒美!
至極のマッサージをご用意しました。
痛みからスーッと解放され、快楽を楽しむ姿を想像してみましょう。

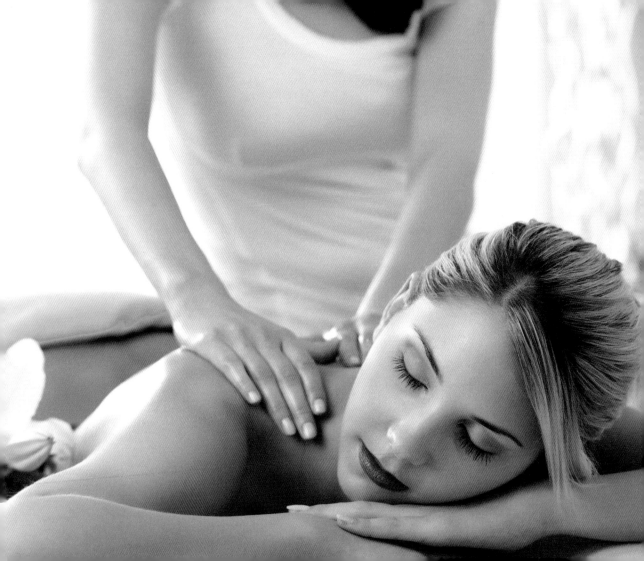

βエンドルフィン系
トレーニング

Q2

運悪く、いや運よく、あなたは
世界一辛いスパイススープをいただく権利を得ました。
「世界一辛いけれど、世界一美味しいスープ」とも言われています。
「とんでもなく辛い!　滝のような汗が出る!　でも最高にうまい!」
そんな体験を想像してみましょう。

Q1のポイント→

「痛いはずのマッサージなのに気持ちいい!」と感じるのはなぜでしょうか。これは痛みを和らげ、
快楽を得ようとしてβエンドルフィンが働いている証拠です。

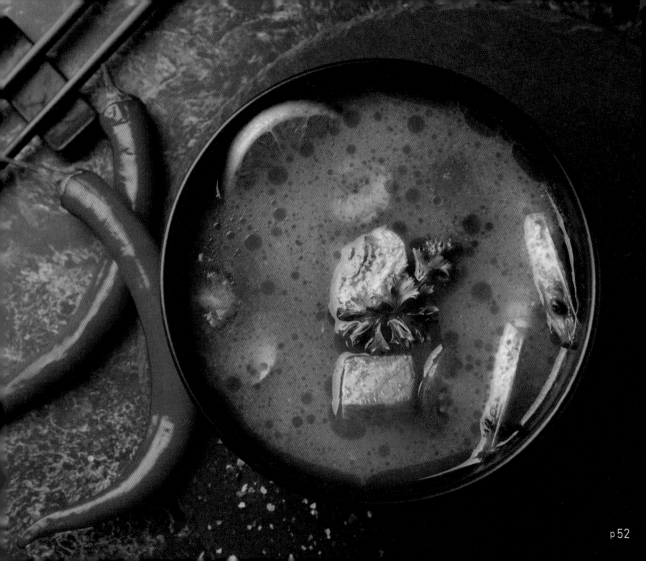

βエンドルフィン系
トレーニング

Q3

あなたは、葬式に参列しています。
荘厳な雰囲気でお経が読み上げられる中、
1匹のセミがふわりと舞い込み、
お坊さんの頭にピタッ！　と止まって動きません。

それでも何事もなかったかのようにお経を続ける
お坊さんの姿に、あなたは思わず笑ってしまいそうです。
もちろん笑うわけにはいきません。
なんとかして笑いを我慢する自分の姿を想像してみましょう。

Q2のポイント➜

辛みは、実は体にとっては「痛み」と同じ。辛いものを食べると、βエンドルフィンが分泌されます。
辛いものにハマってしまう人がいるのは、このためでしょう。

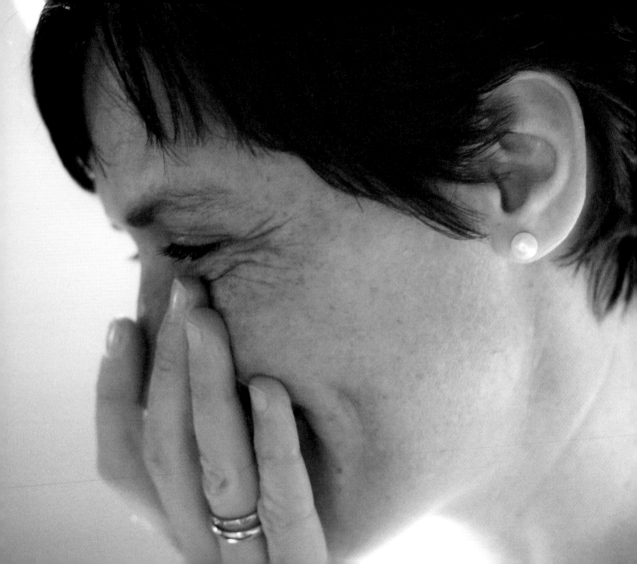

βエンドルフィン系
トレーニング

Q4

動物園のサルに
「のぞき見」の容疑をかけられたあなたは、
怒ったサルから目をつけられています。
サルはどんな表情をしてどんなことを言っているでしょうか?
楽しく想像してみましょう。

Q3のポイント →

葬式で笑うことは、日本ではあまり歓迎されません。ですが笑いこそ、心の痛みを和
らげてくれます。

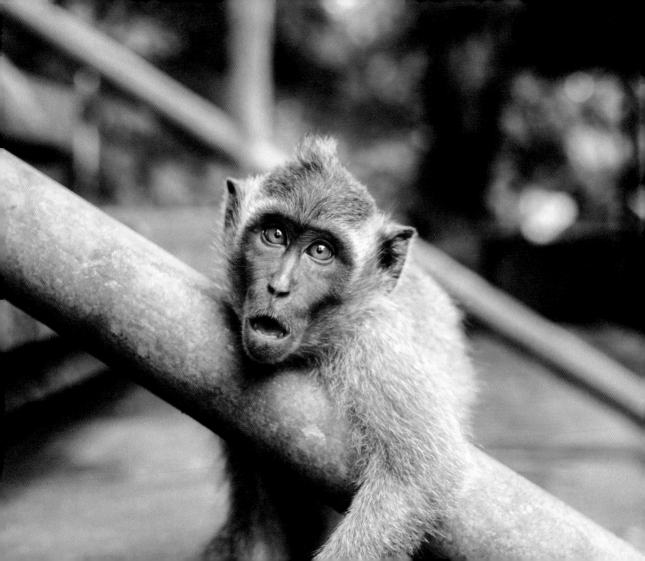

βエンドルフィン系
トレーニング

Q5

意中の会社にようやく就職できた彼は、今日が初出勤。
なのに、いきなりとんでもない遅刻をしそうです。
今日遅刻してしまうと、評価が地に落ちてしまいます。
あせりすぎて頭が大混乱している彼が
急ぐ様子を、おもしろおかしく想像してみましょう。

Q4のポイント →

笑う門には福来たる。お腹の底から笑えば笑うほど、心と体が整います。

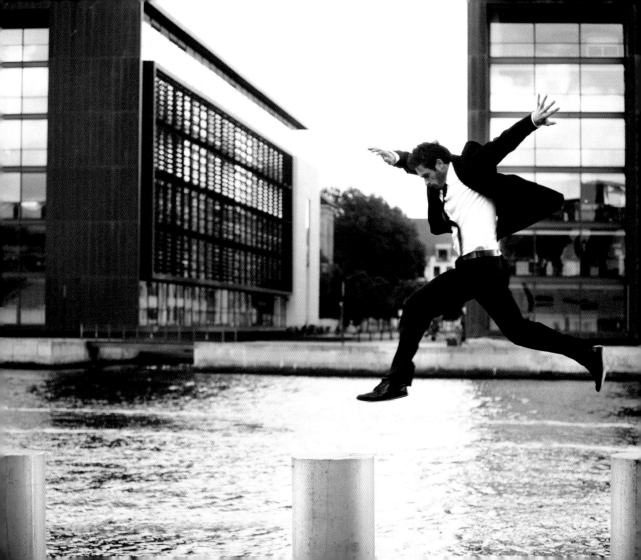

βエンドルフィン系
トレーニング

Q6

どん!
次ページの写真を見て、大喜利に挑戦してみましょう。
難しく考えず、自分が「おもしろい」
と思えるコメントで大丈夫です。

Q5のポイント➜

おもしろいものに触れるのも大切ですが、おもしろがる力も大切です。

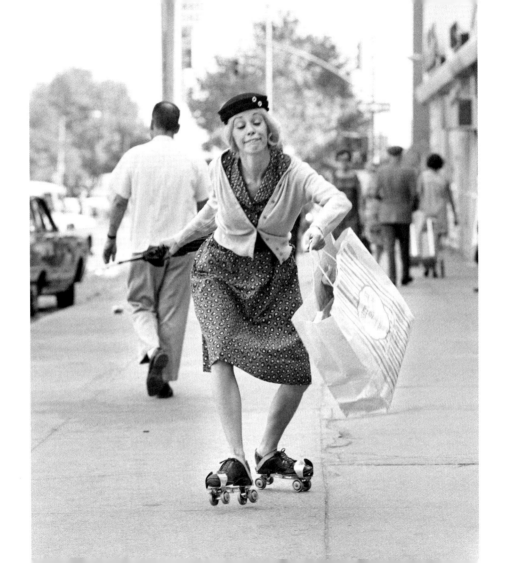

βエンドルフィン系
トレーニング

Q7

もう一つ、大喜利に挑戦してみましょう。
「ねぇママっ！　何してるの!!?」
お母さんがとんでもない格好に!
何をしているのでしょうか？
次ページの写真を見る前に、
想像をふくらませてみましょう。

Q6のポイント➡

想像力、創造力がかき立てられる写真ですね。大昔から喜劇やコメディが愛されてきたのは、笑うことを心地よいと思う人が
多いことのあらわれでしょう（この写真について、お笑い芸人さんの回答も聞いてみたいですね）。

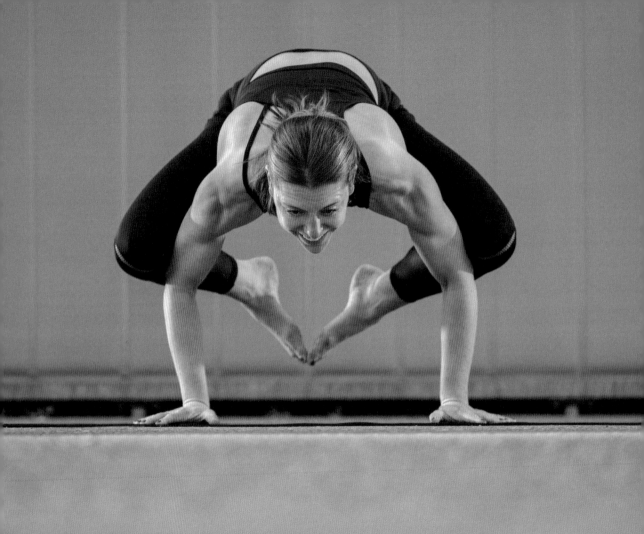

オキシトシン系トレーニング

写真を見るだけで「愛情」「絆」を感じる

Q7のポイント ➜

誰かを笑わせるのは、素敵なことです。
同時に、自分の内側で、自分にとっての楽しさを作れることも大切な能力です。

INTRODUCTION

愛する人とハグをしたり、愛おしいと思えるものを見たりすると、
オキシトシンが合成されることがわかっています。
そのためオキシトシンは、「信頼ホルモン」と呼ばれます。

しかし近年、信頼や愛着によって促進されるかどうかは
個人差が大きいという実験結果が報告されており、
一概に「信頼ホルモン」と言えるのか、懐疑的な見方もされています。
さらには、「自分と敵対する存在が現れたときに
オキシトシンが合成される」という報告も出てきました。
オキシトシンには、仲間を求めて合成される可能性がありそうです。

いずれにせよ、オキシトシンは
「人との結びつきの必要性」に応じて合成されるようです。
また、ストレスを緩和したり、心地よい気持ちを呼び起こしたりすることに
オキシトシンが連動していることも明らかになっています。
他の章でとりあげるβエンドルフィン、
ドーパミンとの関連からも、その重要性が探られています。

これから、9枚の写真をお見せします。
写真を通して、愛しいと思う気持ちや
キュンと胸が高鳴るような気持ちを、
あなたの脳内で想像してみてください。

Q1

かわいい、かわいい子イヌの赤ちゃんが
寝息を立ててすやすやと眠っています。
フワフワで、温かい頭をそっとなでると……?
なでたときの情景や手の感触、
自分の気持ちを想像してみましょう。

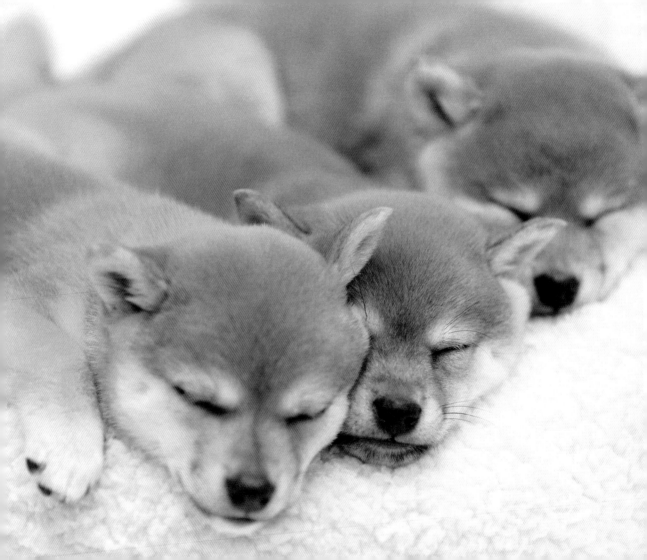

オキシトシン系
トレーニング

Q2

生まれたばかりの子ネコが、
あなたの帰りを、今か、今かと待ちわびています。
愛しい子ネコの姿を想像してみましょう。

Q1のポイント→

どんな気持ちになりましたか？ 「キュン」と感じる以外にも、心がほぐれ、不安が
和らぐ感覚を味わいましょう。

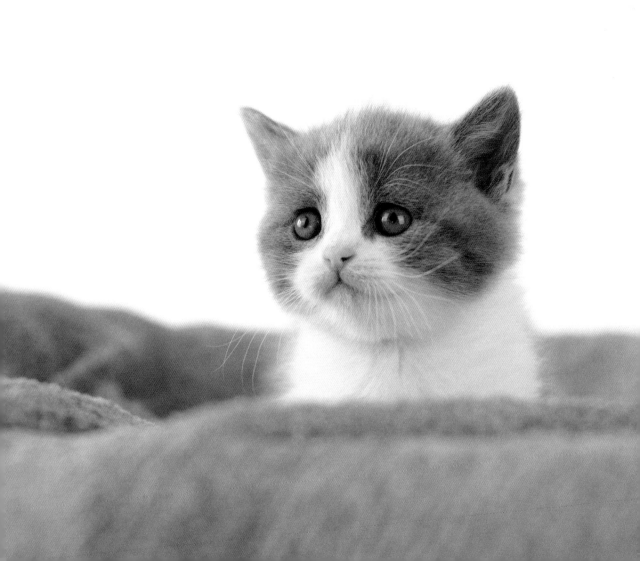

Q3

目の前で、かわいいかわいい赤ちゃんが、
すやすやと眠っています。
「あ、眠りながら笑った!」
どんな夢を見ているのでしょうか。

Q2のポイント →

子ネコを見て、大切に育てたいと思ったかもしれません。世界中のお母さんが献身的に子育てできるのも、オキシトシンの働きが大きいでしょう。
オキシトシンの合成に、年齢・性別は関係ありません。男性でも、もちろんオキシトシンは出ます。

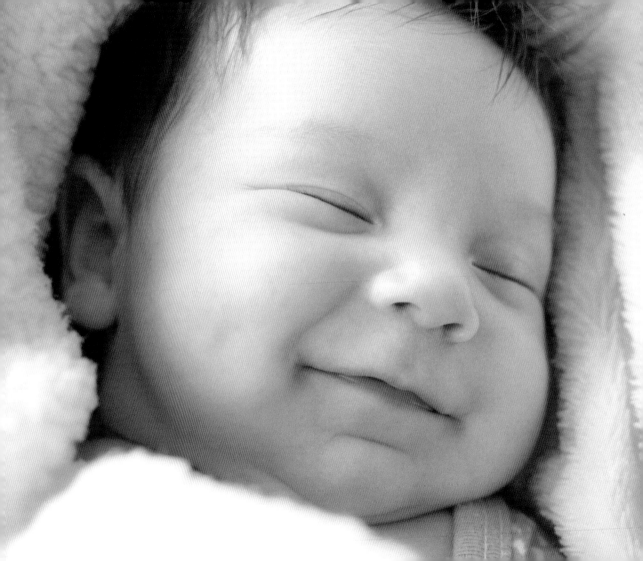

Q4

**「世界でいちばんかわいいハグ」と聞くと、
どんなハグを思い浮かべるでしょうか?
自由に想像してみましょう。**

Q3のポイント →

忙しいときこそ何も考えず、愛する存在をぎゅっと抱きしめてみましょう。ストレス
が和らぐのを、きっと感じられるはずです。

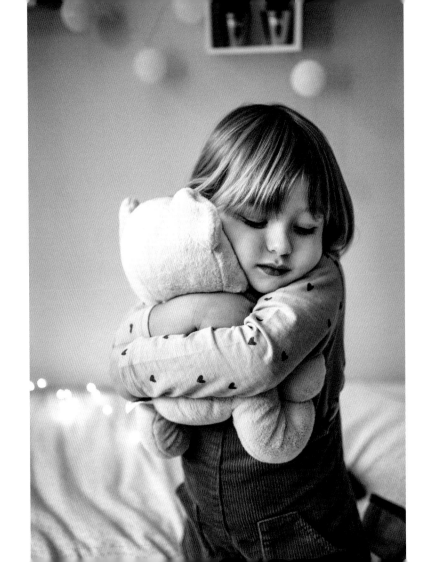

オキシトシン系
トレーニング

Q5

「大人なキス」を想像してみましょう。
どんなものでしょうか？

Q4のポイント→

ハグする対象が人でなくても、心を寄せるもの、愛着のあるものをギュッとすると、
オキシトシンは合成されます。

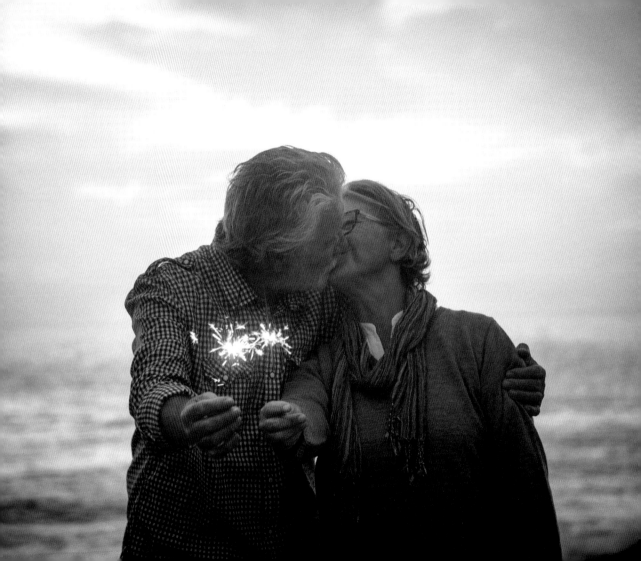

オキシトシン系
トレーニング

Q6

温かく、とてもおいしそうなお茶が
目の前に差し出されました。
そのお茶は、どんな茶畑でどのように育てられ、
ここまでやってきたのでしょうか?
目の前の1杯を作り出した自然や人に感謝して、いただきましょう。

Q5のポイント→

二人が信頼し合いながら長い時間を過ごしてきたことがうかがえる写真ですね。
この写真とは違う、もっと激しいキスを想像するのもいいですね。

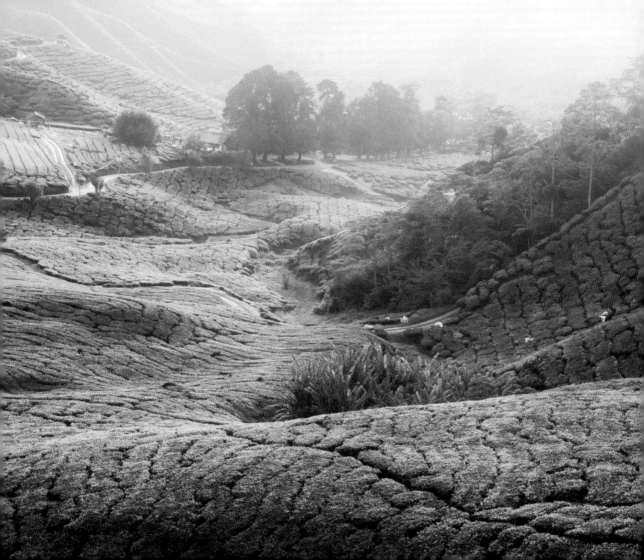

オキシトシン系
トレーニング

Q7

美しい自然を思い浮かべてみましょう。
そよ風に揺らぐ木々、やさしい太陽の光、
空と交わる水平線、一瞬一瞬を懸命に生きる生物たち……。
自然が与えてくれる安らぎを感じて、愛でてみましょう。

Q6のポイント →

感謝の心は、人と人とのつながりを感じさせてくれます。さらに、感謝の心はポジティブな
記憶と強く紐付き、さらに幸せへと導いてくれます。

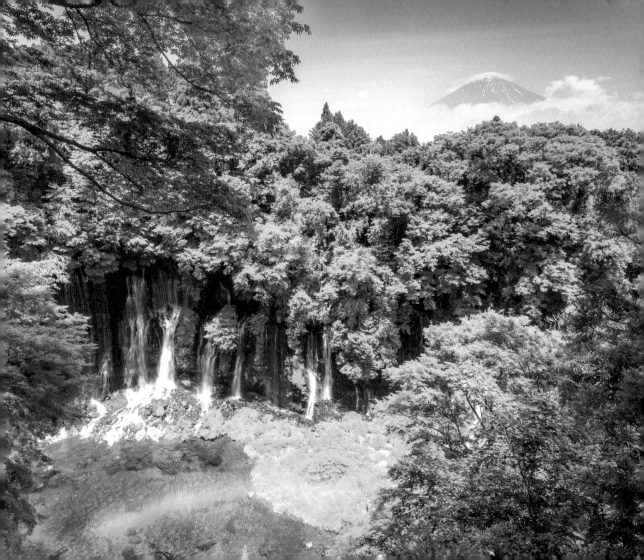

オキシトシン系
トレーニング

Q8

あなたの手のひらに、一つの美しい石があります。
毎日磨きながら話しかけていると、
石が静かに受け入れてくれているかのようで、
次第に「友情」とも呼べるような気持ちが芽生えてきました。
そんな石との温かい日々を想像してみましょう。

Q7のポイント →

感謝の本質は自利・利他にあります。感謝すると、その気持ちを伝えた相手はもちろん、自分も心地よくなれます。
感謝の対象を多く持つことは、きっと心を豊かにしてくれます。

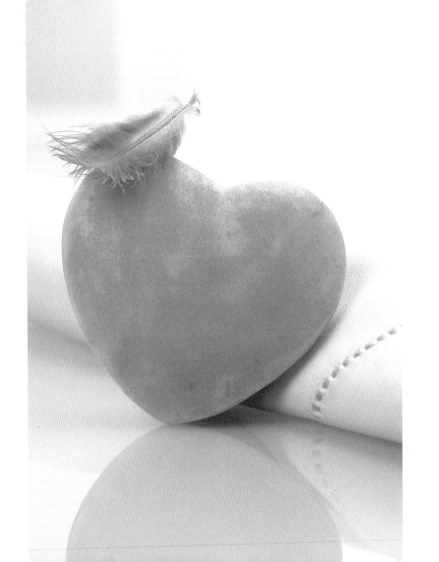

オキシトシン系
トレーニング

Q9

目の前に壮大な虹が広がり、
まるであなたを祝福しているかのようです。
美しい虹を想像しながら日々頑張っている自分を労わり、
抱きしめましょう。

Q8のポイント →

石は無機物なので、愛着を持つのは難しいと思うかもしれません。しかし、ときに人はダイヤモンドなどの石に魅了され、大金を払います。川辺の不思議な形の石に魅せられることも、心を寄せることもきっとできるはずです。

これまでのトレーニングの応用編

写真を見るだけで 「創造力」が高まる

Q9のポイント ➜

人に優しく、そして自分にも優しくする。そんな時間も、ときには大切です。

INTRODUCTION

ここまで、ポジティブな感情を想像する練習を通じて、創造力を引き出していただきました。
最後に、美しい写真を使った「熟語問題」と、
「アート（芸術）をたしなむトレーニング」に取り組んでみましょう。

まず「熟語問題」は、2枚の写真をつなぐ一文字（漢字）を考える問題です。
たとえば、下の左側にある写真を見て「道」、
右側にある写真を見て「器」だと感じた場合、
それぞれの漢字とつなげて熟語を作るとしたら、「楽」が思い浮かびます。

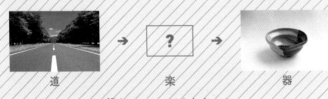

道   楽   器

答えは一つではありません。
創造力を働かせて、チャレンジしてみましょう。

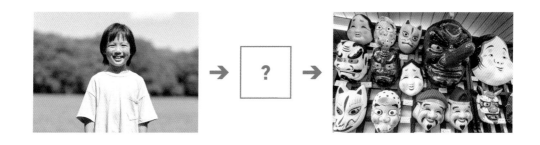

Q1

「?」に漢字を一文字入れて、
左の写真と右の写真でそれぞれ二字熟語を作るとしたら、
どんな漢字が入るでしょうか?
答えは一つとは限りません。創造力を働かせて考えてみましょう。

※解答例は次ページの下

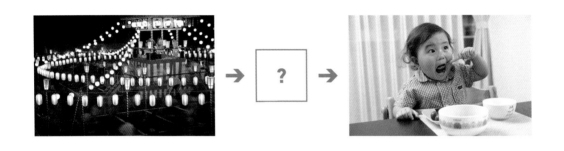

Q2

「?」に漢字を一文字入れて、
左の写真と右の写真でそれぞれ二字熟語を作るとしたら、
どんな漢字が入るでしょうか?
答えは一つとは限りません。創造力を働かせて考えてみましょう。

※解答例は次ページの下

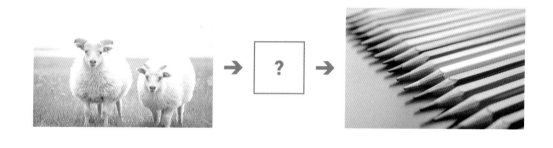

Q3

「?」に漢字を一文字入れて、
左の写真と右の写真でそれぞれ二字熟語を作るとしたら、
どんな漢字が入るでしょうか?
答えは一つとは限りません。創造力を働かせて考えてみましょう。

※解答例は次ページの下

INTRODUCTION

熟語問題はどうでしたか。「これぞ」という言葉をうまく見つけられたでしょうか。
最後に、「アート(芸術)をたしなむトレーニング」に取り組んでみましょう。

なぜ、多くの成功者は芸術作品に多額のお金を注ぎ込むのでしょうか。

アートを鑑賞すると脳が刺激を受けますが、これは、
何かを創造しているときの脳の動きに似た部分があります。
つまり、「アートを感じられる脳」が、"アートを創造する"わけです。
世界的に成功している人たちは、日常的に創造的な脳を活用しているからこそ、
アートをたしなみやすいと言えるでしょう。

本節には3枚のアート作品を載せました。"どのような意図で描かれたアートなのか?"
"作品としてのあなたの評価は?" などなど、自由に想像して楽しんでみてください。

その後、次ページにある解説を読むことで、ますますアートが楽しめるはずです。

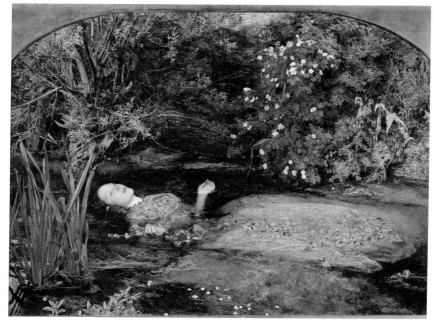

ジョン・エヴァレット・ミレー「オフィーリア」

Q4

上の絵を見て、「どんな意図で描かれたアートなのか?」などと、
自由に想像して楽しんでみましょう。その後、次ページにある
解説を読むことで、ますますアートが楽しめます。

Q4の解説

ウィリアム・シェイクスピアの有名な戯曲「ハムレット」に登場する美女、オフィーリアが溺れながら死にゆく場面を描いた絵です。物語の中で彼女は父を恋人に（誤って）殺されたショックにより、歌をくちずさみながら川へと出かけ、溺死してしまいます。手には赤いケシの花が見えますが、これは「眠りと死の象徴」だと言われています。さらに、絵の中に髑髏（どくろ）が描かれているのを見つけられたでしょうか。美しい女性の側（そば）に髑髏とは、何やら意味深なメッセージですね。ちなみに作者のミレーは、"オフィーリアが水に浮かんでいる様子"を描くため、服を着たままのモデルに金属製のバスタブに入ってもらいながら描いたようです。

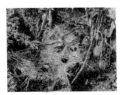

木の葉の中の
髑髏とみられる部分

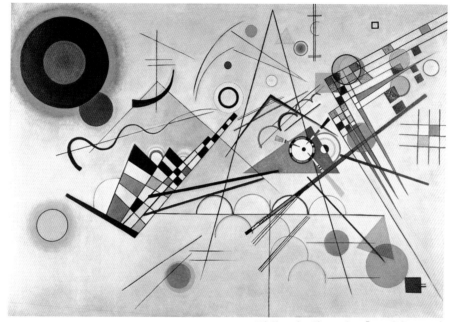

ワシリー・カンディンスキー「コンポジションⅧ」

Q5

上の絵を見て、「どんな意図で描かれたアートなのか?」などと、
自由に想像して楽しんでみましょう。その後、次ページにある
解説を読むことで、ますますアートが楽しめます。

Q5の解説

幾何学的な図形がリズミカルに配され、パステルカラーに彩られたこの絵は、ロシア出身の画家カンディンスキーの作品です。カンディンスキーは、具体的な対象の姿形を写し取ることに励んできたそれまでの伝統を離れ、音楽に触発されて、1910年頃に西洋絵画史上初めて抽象画を描きました。また、“円”に特化した華麗な作品を多く描くことで、精神と感情の調和を表現したかったのではないかとも言われています。なお、ロシア人の抽象画家としてはほかにシュプレマティズム（絶対主義）を提唱したマレービッチも有名で、白地の上に真っ黒な正方形を置いただけの「黒の正方形」など、カンディンスキーとは対照的な、シンプルな「無対象」の絵画を制作しています。

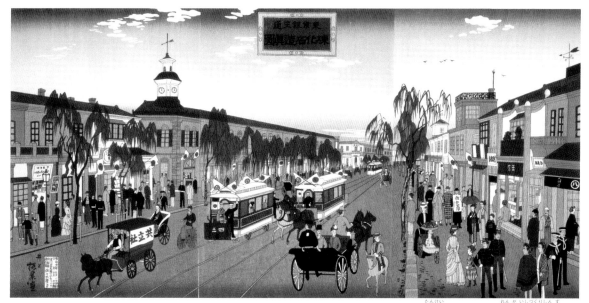

井上探景「東京銀座通煉化石造真図」

Q6

上の絵を見て、「どんな意図で描かれたアートなのか?」など、
自由に想像して楽しんでみましょう。その後、次ページにある
解説を読むことで、ますますアートが楽しめます。

Q6の解説

この絵は、明治時代初期日本でつくられた「銀座煉瓦街」を描いたものです。かつて日本の家屋は木と紙で作られており、建物も密集していました。冬になると乾燥と強風の影響もあり、江戸時代の市中は頻繁に火災に見舞われていたのです。銀座界隈（かいわい）も例外ではなく、1873（明治5）年より前には、10年間で6度の大火が発生していました。そこで焼け野原になった銀座を「燃えない街にしよう」ということで、当時の知事が国に再建計画を申請。1874（明治7）年、銀座は新しく煉瓦街へと生まれ変わったのです。絵を見ると、建物の他にも服装、ガス灯、馬車などに西洋の文化を取り入れていることがわかりますね。こうした西洋風の街並みは、当時流行した錦絵に数多く描かれています。他の絵と見比べてみると、より違いが楽しめるかもしれません。

　いかがでしたか？　どの質問に想像をかき立てられ、どんな写真が気になったでしょうか。
　たとえば私は、P52の辛そうな料理を食べている姿を想像するだけで、額や頭の汗腺が開く感じがしてきます。

　この本に載っている写真に限らず、本や映画などを通して普段から自分の感情や感覚に向き合うことで、クリエイティビティは発揮しやすくなります。さらに、気になったことは話したり書き留めたりして言語化すると、その違和感が脳に蓄積され、より才能を呼び起こしやすくなります。
　実際にスティーブ・ジョブズも「違和感」を言語化することで、他人が思いつかないようなアイデアを次々と形にしてきました。

　写真を見て、自分の想像とどこが違ったのか、その差異を考える作業は、最初は面倒に感じるかもしれません。しかし、慣れてくると、自分の引き出しが増え、才能を高めることにもつながります。

　ぜひ、毎日少しずつでもいいのでページをめくって考えてみましょう。
　あなたの眠っている才能が目を覚ます日は、もうすぐそこです。

青砥瑞人

脳神経科学者がすすめる

才能を引き出す写真ドリル

監修：青砥瑞人

2023年6月1日　初版発行

発行者 横内正昭
発行所 株式会社ワニブックス
〒150-8482
東京都渋谷区恵比寿4-4-9えびす大黒ビル
ワニブックスHP　http://www.wani.co.jp/

お問い合わせはメールで受け付けております。
HPより「お問い合わせ」へお進みください。
※内容によりましてはお答えできない場合がございます

印刷所 美松堂
製本所 ナショナル製本

定価はカバーに表示してあります。落丁本・乱丁本は小社管理部宛にお送りください。
送料は小社負担にてお取替えいたします。
ただし、古書店等で購入したものに関してはお取替えできません。
本書の一部、または全部を無断で複写・複製・転載・公衆送信することは
法律で認められた範囲を除いて禁じられています。

©Mizuto Aoto 2023
ISBN 978-4-8470-7300-7

WANI BOOKOUT　http://www.wanibookout.com/
WANI BOOKS NewsCrunch　https://wanibooks-newscrunch.com/

青砥瑞人（あおと みずと）

株式会社DAncing Einstein代表。日本の高校を中退後、米国のUCLA（カリフォルニア大学ロサンゼルス校）の神経科学学部を飛び級卒業。脳の知見を、医学だけでなく人の成長にも応用し、かつAIの技術も活用する、「NeuroEdTech®」と「NeuroHRTech®」という新しい分野を開拓。同分野において、いくつもの特許を取得する脳神経発明家。これらの新技術も活用し、ドーパミン(DA)が溢れてワクワクが止まらない新しい学び体験と、教育・共育をデザインすべく、株式会社DAncing Einsteinを2014年に創設。Founder CEOとして、学校、企業、学生、先生、社会人などの垣根を越えた、人の成長とウェルビーイングのデザインに携わっている。
著書に『BRAIN DRIVEN　パフォーマンスが高まる脳の状態とは』（ディスカヴァー・トゥエンティワン）、『HAPPY STRESS ストレスがあなたの脳を進化させる』（SBクリエイティブ）、『4 Focus　脳が冴えわたる4つの集中』（KADOKAWA）、また工藤勇一氏との共著に『最新の脳研究でわかった！　自律する子の育て方』（SBクリエイティブ）がある。

ブックデザイン　佐藤ジョウタ（iroiroinc.）
DTP協力　　　　キャップス
写真　　　　　　アフロ
写真加工　　　　motto
校正　　　　　　玄冬書林
執筆協力　　　　岩﨑美帆
編集協力　　　　大島永理乃
編集　　　　　　内田克弥（ワニブックス）